I0839237

ESTILO PARA CABALLEROS

Un libro hecho para llevar tu estilo y personalidad al maximo,
ideal para aquellos que buscan ser su mejor versión

Advertencia

El siguiente contenido es crudo y no es apto para personas muy sensibles susceptibles o que sean ofendidos con facilidad se recomienda leerlo a discreción del espectador.

Este libro está diseñado para hombres que buscan ser la mejor versión de sí mismos, por lo que va más allá de una simple guía de moda.

Índice

Tengo una sorpresa para ti

Por haber adquirido este libro, y por qué valoro tu crecimiento como hombre, quiero regalarte un NFTs Especial de la colección MR Apple valorado alrededor de $250 USD (Solo hay mil de ellos).

Todo lo que tienes que hacer es enviar un comprobante de la compra de este libro por **WhatsApp** al número **+506 64032590** y la dirección de Metamask a la cual deseas que transfiera este NFTs alojado en la plataforma de **Open Sea**.

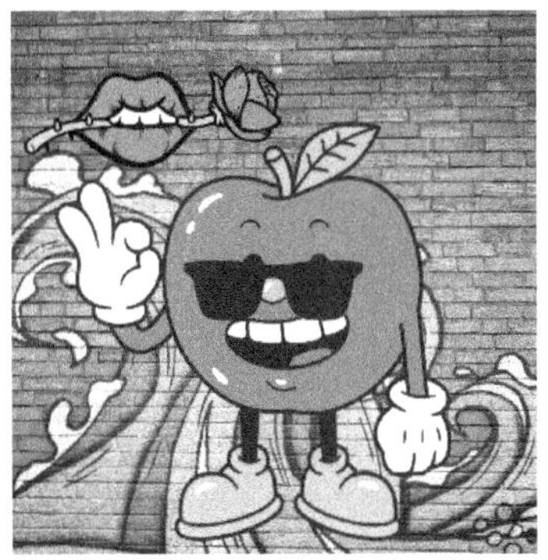

Capítulo 1

Invierte en ti mismo

Las inversiones en uno mismo son las que pagan los mejores dividendos.

Sé bienvenido a este libro, así nada más con esta emblemática frase vamos a iniciar este capítulo.

Justo estaba pensando en el arte de las inversiones, porque es un tema extenso que me gusta. El día de hoy voy a darte como una especie de clase de código de vestimenta que en si no es un código de vestimenta, pero si te voy a hacer desmarcarte de una vez y para siempre todos los demás.

A fin de cuentas, ya estás afuera de la matriz, a fin de cuentas, ya eres un hombre que entiende como dominar su realidad.

A fin de cuentas, puede ser que esto que quieras aprender te lleve a lugares que aún no has explorado.

Bueno comencemos por lo básico. Lo la gran mentira social es hacerte caer en lo superfluo en cosas que realmente no son importantes y por ende siempre terminamos sumergidos en cosas como el consumismo.

Este consumismo, hace que literalmente pases 10 años comprándote esos tenis feos que en una semana van a perder el 80% de su valor.

Pasas comprando para estrenar en diciembre esas mudas que probablemente a medio año vas a tener que votar o regalar porque están horribles o bien ya desgastadas.

Pasa siempre, y pensamos que con esa compulsión de que necesitas algo nuevo que necesitas otra vez algo nuevo cuando realmente ya tienes todo lo que necesitas.

Te voy a ser claro de una vez para que lo vayas entendiendo.

Ser diferente es ser verdaderamente diferente, marcar una diferencia en todos los aspectos integrales como hombre.

Piensa en los pendejos que van a hacerse un corte de cabello y piensan que ya con eso cambiaron todo su look e imagen personal, caray hasta van y lo publican en redes sociales.

Para ser diferente y desmarcar tu estilo y personalidad lo primero que tienes que saber es que es ser diferente tiene un precio tiene un costo. Ese costo va depender neta y enteramente de ti.

Y el problema de no entender esto de no entender que buscar tu mejor versión conlleva tal vez algo de sacrificio es que literalmente las personas al no entender esto terminan siendo un clon una fotocopia unos de otros.

Observa tú mismo a la sociedad y verás la realidad ante tus ojos, si ves las señoras se parecen a todas las señoras, todos los señores se parecen a todos los señores, todos los jóvenes en la calle se parecen visten y actúan como todos los jóvenes en la calle y todas las damas todas las mujeres femeninas hermosas se parecen a todas las mujeres femeninas hermosas.

Parecen sacados de una fotocopia la diferencia es un corte de pelo y tal vez la moda que este en curso.

Y yo quiero que vayas un paso más allá, que como siempre que subas el escalón en el camino de tu crecimiento.

Capítulo 2

El éxito es amigo del sacrificio

En cuanto a esto el sacrificio. Te voy a hablar y te voy a ser muy muy claro y muy conciso. El contenido de este libro solo te va a ser de utilidad si eres o buscas ser un hombre masculino, un Boss, un Alfa en toda regla como decía mi maestro.

Vas a tener que sí o sí cuidarte y amarte intencionalmente, esto no es un tema negociable de hoy sí y mañana no

Es un tema de que si o si te vas a tener que cuidar intencionalmente.

No se trata de que vayas tocando todos los estatutos de moda y que tengas el corte de cabello de moda y todo eso.

Se trata de que tú mismo crees tu propia dirección porque a fin de cuentas los marineros, los capitanes de nuestro propio barco, somos los que establecemos las tendencias y los borregos del 99% son los que te van a imitar en cuanto crees tus propias tendencias.

Te lo digo porque en redes sociales me ha pasado como unas 500 veces que recién subo una fotografía y normalmente quieren invitarme a sus vidas o quieren buscar y parecerse lo más posible a lo que yo enseñé y o mostré y eso no es una casualidad cuando subes tu valor social como hombre, atraes la atención de todas las personas, por experiencia te digo que todos van a querer un pedazo de ti y es casi tu deber moral filtrar a quienes dejas entrar a tu vida y a quienes no.

Esto no es un tema de que yo sea mejor que ellos, mi verdadero propósito no es ser mejor que nadie, el verdadero propósito es enseñar lo poco que sé para que tú seas mejor que yo.

y si tú vas creciendo pasas el linaje a la siguiente generación y así sucesivamente.

No vamos a centrarnos solo en la vestimenta, vamos a la apariencia física en general.

Por apariencia física es que un hombre debería verse como un hombre y si eres una mujer deberías verte como una mujer, suena muy sencillo cuando lo digo así, pero la realidad allá fuera es que hoy en día el hombre está muy des masculinizado

El hombre promedio parece un mono mal cuidado, mal proporcionado y muchas de las mujeres hoy en día, están poniendo de moda volverse unas vacas y lo digo muy crudo porque así es, así es la realidad, aunque no queramos aceptarla.

Está muy de moda allá afuera nos enseñan eso de eres arte acéptate como eres y claro cuando ya tengas hipertensión y tengas problemas en las arterias y tengas la diabetes irreversible pues ahí sí que se encarguen todos entonces.

No se trata de ofender a estas personas, se trata de que tomen conciencia de los males que tienen a nuestra especie a como esta, y no solo eso, si no crear más personas responsables de su propia salud e imagen visual.

Capítulo 3

Salud es Belleza

La belleza no siempre es salud, pero la salud siempre absolutamente siempre es belleza.

Cuando te empiezas a cuidar, cuando te empiezas a dar amor a ti mismo porque a fin de cuentas y si quieres amor de otros vas a tener que darte amor a ti mismo.

Eso es un concepto muy básico y fundamental, por ley de causa y efecto o karma, cuando empiezas a cuidar tu salud, se desata toda una serie de cosas, más energía, más vigor, tu piel se verá mejor, etc.

Diria que darte amor, es lo mismo que comer bien y hacer ejercicio.

No necesitas ser el hombre más fitness del mundo o ir a un super gimnasio al igual que a la mujer no necesitas tener las curvas más tentadoras del planeta, así como a ti se te hace una tentación su feminidad, a ellas se les hace una tentación tu masculinidad.

Necesitas cuidar tu apariencia física, es increíble que hombres hoy en día pongan de moda ante otros hombres el estar hechos mierda, verse redondos, ser despojos de lo que verdaderamente podrían ser cuando cada uno de nosotros tiene muchísimo potencial que alcanzar.

Igual pasa con las mujeres es increíble y te lo digo porque conozco las 2 caras de la moneda, tengo amigas de los 2 tipos las que entienden o no estos conocimientos.

La mujer que vas a ver en el gimnasio creciendo aportando a la sociedad mejorando qué te pasa esa vibración energía increíble riquísima que disfruta de su feminidad al máximo y por otro lado las que no lo entienden alias las merecidas o mujeres modernas que son la gran mayoria lamentablemente.

Tienen esta clase de pensamientos de como estoy felizmente orgullosa de estar gorda me amó como soy y soy arte prefiero ser una ballena, y no tiene nada de malo que sea una ballena.

Sí quieres puede ser la más ballena las ballenas, lo que está mal es que se conformen y no solo eso, que más bien utilicen eso como pretexto para ponerse cada día peor y peor y normalicen hacerle esos mismos daños de salud y mentales a las siguientes generaciones.

No podemos tapar la realidad con un dedo y menos con opiniones fundamentadas en sentimientos más no en lógica.

Obviamente la energía masculina y femenina en cada persona es importante, no obstante, seamos claros, hoy en día el valor social de un hombre lo determinan sus logros y su capacidad de proveer y el valor social de una mujer lo determina su belleza.

A mí tampoco me gusta el juego,
pero ni modo, así es como funciona y
no porque no me guste el juego no
quiere decir que no lo esté jugando.

Capítulo 4

Código de Vestimenta

Tienes que entender que las modas ahora con la interconexión y redes sociales son muy fácil de dominar.

Normalmente las modas son sólo eso son modas, cuál es mi recomendación para que empieces a tener un código de vestimenta más correcto.

Una sola frase y la más importante de casi todo este libro es que **lo clásico nunca absolutamente nunca va a pasar de moda.**

Te voy a poner el mejor ejemplo, supongamos que vas a comprarte una motocicleta.

Literalmente tu motocicleta sea cara o no se va a ver como todas las motocicletas modernas, pero si optas por una Harley o una Royal Enfield (no estoy recomendándote marcas) ya sea de muy alta gama notarás el por qué lo clásico nunca va a pasar de moda.

En estilo no te digo que te vuelvas a la era de piedra, te digo que estudies y analices adecuadamente esas cosas clásicas caras, que sabes que van a seguir vigentes a lo largo del tiempo.

Por qué crees que el mejor rock del mundo la mejor música del mundo fue creada en los 70s 80s y 90s, etc.

Por qué es música clásica y no sólo porque ya pasó, sino porque tuvo una época donde ya se probó y cualquier cosa que pase la prueba del tiempo es algo a lo que debes prestarle especial atención.

La continuidad no hace otra cosa más que dar la razón a ciertas cosas. Pues en mi opinión igual o diferente, pero al final sí tiene una continuidad tan larga en la historia es por qué literalmente marcaron una tendencia, marcaron más que una moda y probablemente marcarán más que solo la tendencia hoy en día.

Las modas son de un mes a veces 2 meses o unos pocos meses entonces aquí tienes una pauta importantísima, ahí está la elegancia.

No tienes que vestirte como tus abuelos, pero mira el contexto, si eres hombre y utilizas una camisa blanca muy limpia de manga larga, una buena corbata y pones tus zapatillas, unas zapatillas de buen cuero muy bien lustradas y te tomas la molestia de lustrar esas zapatillas, te aseguro que te harán ver como ningún otro hombre que haya allá afuera.

Igual si eres un hombre que utiliza una camisa de vestir, te vistes como hombre tú sabes a lo que me refiero y deberías vestirte de acuerdo a tu edad.

Para eso no necesitas un consejero como yo para entender que necesitas.

Es vital, entender que primero la elegancia y el refinamiento nunca van a pasar de moda al igual que lo clásico.

Como te decía el consumismo nos mantiene sumergidos en lo superfluo en lo básico, en lo común y ordinario.

Como te decía terminas comprándote 50 tenis viejos y feos que no vas a utilizar y vas a botar y van a perder su valor a los 2 o 3 días de comprados, inclusive algunos ni siquiera salió de la tienda ya perdieron su valor completamente.

Capítulo 5

Ropa de Calidad

Ahora vamos a cambiar este chip que tenemos compulsivo de consumismo y te voy a dar un poco una explicación leve como comprar ropa, calzado, entre otras cosas, bueno si eres chica con que seas femenina te vas a ver hermosa y preciosa sus curvas son lo mejor que ha pasado en este planeta.

Entonces no hay mucho que pueda decir. Ahora como hombres como hombres pregúntate a ti mismo que es mejor que te compres un solo par de tenis uno solo uno solo pero que es solo par de tenis tenga calidad tenga distinción tenga una **buena marca** porque normalmente las marcas por algo son y tienen un cierto precio.

Si no tienes dinero para comprarte una marca **busca calidad** existen zapateros allá afuera que pueden diseñar un muy buen par de tenis o un muy buen par de zapatos en un precio módico y te ajustas a lo que tengas como presupuesto.

Esto en temas de zapatos todo hombre sí o sí debería tener al menos un traje y un par de zapatillas por qué porque nunca sabes si va a haber un evento elegante.

O si la chica de tus sueños estará cerca, y ese traje podría marcar la diferencia entre el tú serás del que llegue a contarle a las amigas que conoció chico increíble y demás fantasías que genere en base a tu presentación o a la inversa aplica de la misma manera.

Todos en algún momento hemos sido el pendejo que ella simplemente ignora y el que dispara como dicen en el famoso factor fulana que hace que no solo seas ignorado, si no que hasta hablen mal de ti.

Somos animales sociales y las mujeres principalmente se rigen por su hipergamia, ósea que siempre van a tener mucho más presente al mejor candidato masculino que conozcan.

Y aunque el dinero y estabilidad económica son muy importantes, tu presentación personal, más concretamente tu imagen pública, puede darte una ventaja enorme sobre los otros hombres.

Esta regla es debería aplicar en ti para todo, ya que una mejor presentación no solo podría ayudarte en el amor, sino también en hacer negocios, conseguir un mejor empleo, ascenso, amigos y un sinfín de puertas que se van a abrir solo por este hecho.

Es mil veces mejor que tengas una sola remera de cuero de muy buena calidad por que la calidad no va a pasar de moda en 10 años, la vas a tener y la vas a poder heredar o cambiar o vender de ser necesario.

Por eso te decía que el éxito es amigo del sacrificio, ya que cuando te tomes la molestia, el sacrificio y la inversión de comprarte camisas pantalones, etc, vas a desmarcarte en gran medida del hombre promedio.

Es mejor que hagas esta inversión de una sola vez y así te ahorras mucho tiempo y esfuerzo escogiendo y demás.

Personalmente en mi caso me veo mucho mejor un día normal de mi vida, que la mayoría de hombres cuando están estrenando en diciembre.

Capítulo 6

Tu Imagen no es Negociable

Todo ese tiempo que te ahorras al no estar metido en tiendas de ropa a lo largo del tiempo es tiempo que puedes usar para ti, y para trabajar en tus sueños y metas.

Aquí aplica exactamente lo mismo con tu dinero, en apariencia vas a gastar más, pero va a sobrar dinero a **largo plazo**, que te sirve para otro millón de cosas.

Aquí va la maravillosa ventaja de la calidad al igual que la cantidad es acumulable.

Solo que, si te enfocas en calidad como un adicional, esta se vuelve cuantificable.

Llegará un punto en el que 1+1=8, y justo ahí es donde radica el hack para ganarle al sistema.

No solo vas a alcanzar tu meta inicial, sino que cuando menos lo esperes estarás a tu 140% y subiendo constantemente.

Entonces volviendo a esta pauta si eres hombre debes tener un traje igual toda mujer debería tener un traje elegante para poder vestirse, para poder salir, por si tiene un evento importante.

Porque todos hasta el más pobre de los pobres tiene eventos elegantes los cuales debe acudir.

Y si en tu mente crees que no tienes dinero, que no tienes inversión para invertir en ti, pues el camino que te espera es aún más difícil que hacer esa inversión.

¿Que no deberías darte a ti mismo lo mejor? ¿No se supone que para eso trabajas? ¿Si fuera un celular o el carro que tienes que está en descuento acaso no buscarías el dinero de donde fuera como si tu vida dependiera de ello?

Pues literalmente, y aunque no es políticamente correcto mencionarlo, tu vida si depende de tu imagen personal.

La gran diferencia del que lo logró del que no, radica en que el que logra las cosas normalmente es alguien a quien no le tiembla el pulso a la hora de tomar decisiones.

Si no tienes presupuesto también puedes buscar la manera sin excusas, hay tiendas de ropa usada a muy buen precio.

Vas a querer muchas opciones, pero nunca tengas demasiada ropa, ese es otra de las grandes trampas del consumismo.

Porque va pasar tiempo guardada y muchas veces la vas a olvidar, una de las características más importantes en el carácter y el estilo en un hombre masculino es tener claridad.

Tener claro de tantas opciones que hay, es casi una regla, algo muy interesante es la paradoja de la abundancia o cuando un ser humano tiene mucho de algo no sabe qué usar y pasa esto con la ropa igual.

 Si tienes demasiadas cosas las cuales escoger, te enojas a saber que ponerte en la mayoría de los casos y eso va a dañar a fin de cuentas tu estilo y tu personalidad propia.

Capítulo 7

Menos, es más

No necesitas tener lo más caro y de las marcas más caras, necesitas simplemente algo que se adapte a tu personalidad, algo con lo que te sientas cómodo y que sea fácil de combinar.

Ahora es si eres como yo, que en el pasado no tenía la menor idea de cómo combinar colores en mis atuendos formales e informales.

Pues es mejor que tengas los colores neutros más sencillos los cuáles son **negro**, **blanco** y **gris**, fin.

Si quieres expandir tus colores puedes ir probando, que puedes agregar a tu estilo e inclusive a tu personalidad, nada más como te digo no expandas mucho tu guardarropa, porque a fin de cuentas por la abundancia llega un punto en el que no sabes que ponerte.

Con que combine no más de 3 colores va a ser más que suficiente. El punto es que no te vayas a ver como un arco iris andante, a no ser que seas una mujer o quizás alguien que le guste ese tipo de cosas.

Ahora esto en cuanto a diferenciación de la ropa ya sabes lo elegante siempre va a ser mejor y lo clásico nunca pasa de moda.

Una pauta en tu apariencia personal como hombre hay tres cosas que son fundamentales y casi que son tu carta de presentación estes en donde estes.

Numero uno tu **sonrisa**, y como todo no tienes que tener la sonrisa más perfecta del mundo, pero si tienes los dientes chuecos, si tienes los dientes amarillos y te apesta el aliento, hermano te va a ir mal en la vida, te verán mal en los negocios y te verán mal las mujeres.

Y es tremendamente difícil de aceptar, pero como te decía el hecho de que no nos guste el juego no significa que no lo estemos jugando.

El segundo punto es nada más y nada menos que tus **zapatos** como te decía puedes tener los zapatos más baratos del mundo, los más baratos, es más que sean sandalias si quieres.

Pero si esas sandalias las tienes impecables, te vas a ver increíble sin importar la ropa que estes usando.

Como último punto y probablemente el más olvidado por nosotros los hombres es las **uñas** y eso incluye las uñas de los pies.

Las uñas de tus manos deben permanecer adecuadamente cortas (no mordisqueadas, no cortadas a medias) creeme con algo así de básico te vas a ver increíble.

Capítulo 8

Accesorios y Marcas

En cuanto a accesorios para hombre que te den distinción y refinamiento hay pocas salidas.

El clásico más clásico de todos y el que nunca pasa de moda dentro de los clásicos son los **lentes de aviador**, estos se ven excelentes en cualquier época de sol, con cualquier vestimenta y en casi cualquier tamaño de rostro masculino.

En épocas invernales o en lugares donde haya mucho frio está muy de moda y muy común utilizar bufanda y utilizar guantes, yo te recomiendo preferiblemente de buena calidad si puedes que sean **guantes de cuero**.

Para que te mantenga caliente la piel, para que te veas elegante y obviamente para que te veas como todo un Boss.

En cuanto a sombreros y gorras, tú sabes lo que tienes, tú sabes cómo te gustaría verte, así que lo mejor es que definas tú mismo con tu propio código de vestimenta lo que tú quisieras ver, el estilo de ti qué quieres mostrar en público.

Como te decía hay edades para vestir cada tipo de ropa y más en cuanto a accesorios.

No quieres tener 40 años y que te vean utilizando un pantalón flojo y un gorro de medio lado cual si fueras un cantante de reguetón.

El tema de elegancia no es tanto por la elegancia sino porque genera presencia y magnetismo.

Piensalo así, porque venden tanto compañías como Apple, Hugo Boss, Rolex, Mercedes Benz, Ferrari?

Porque en nuestra sociedad moderna todos y absolutamente todos buscamos directa o indirectamente el **estatus**.

Por estatus lo normal es pensar en estatus económico, pero nada más alejado de la realidad.

Por estatus entiéndase el respeto genuino, la presencia social, y todos aquellos beneficios que conllevan ser reconocido por los demás.

La razón por la que los tipos con un iPhone o un buen vehículo llaman más la atención de la gente en especial de las damas sobre el resto de caballeros.

Lo normal sería asociar esto con que la persona tiene dinero, ya que un Mercedes por lógica simple es muy caro.

Lo que la sociedad no nos enseña es que todos estos artículos que llaman al estatus son solo eso, artículos.

Tu eres el que le da renombre o no a una marca o calidad, solo que la sociedad en general no nos enseña a verlo y lo damos por hecho.

Son accesorios nada más, el estatus y lo especial que tengan lo pones tu.

Aquí va la otra cara de la moneda, me ha pasado dando asesorías que hombres con mucho dinero se preguntan por que si ya tienen todo no consiguen a la chica que quieren o porque ellas los siguen tratando mal.

Bueno pues la presencia masculina, tu masculinidad, tu estilo, tu carácter, tu éxito personal y por supuesto tu estatus no es algo que puedas comprar, o aparentar.

No es algo que te vas a ganar en automático por tener un trabajo o una cierta cantidad de dinero.

El estatus es algo que se trabaja día a día, cuando trabajas en ti, cuando te enfocas en ti, es algo progresivo que poco a poco va creciendo y por consiguiente todos a tu alrededor lo van a ir notando.

Grandes figuras masculinas como el presidente del Salvador Nayib Bukele o Elon Musk no solo fueron a comprar ropa o un buen carro y ya eso les trajo todo lo demás.

En cuanto a los accesorios, estilo, estatus y demás en general, recuerda que no es lo mismo Carlos el que tiene un Ferrari, al Ferrari de Carlos.

Capítulo 9

Fragancias

Para efectos profundizar, de recomendaciones y demás tengo una guía que se llama **Fragancias Para Hombre VIP,** la cual puedes encontrar en Kindle y en Google Books.

En cuanto al aroma seré breve, al igual que con todo lo demás lo recomendable es que busques siempre productos de la mejor calidad que se ajusten a tu presupuesto.

El aroma masculino genera mucha presencia al igual que la testosterona.

No es tu carta de presentación en sí, pero si le dice a los demás todo lo que deben saber de ti y por eso es muy necesario.

Un hombre que se cuida, que se ve pulcro, limpio y que huele bien normalmente es asociado con un hombre que es disciplinado o de alto valor.

Se nota la diferencia a kilómetros de esa clase de hombre con los demás.

Mi recomendación más básica es que mientras más colonias y aromas tengas mejor.

Una buena fragancia por si sola puede provocar en una mujer un orgasmo sin tener que esforzarse demasiado.

Inclusive hasta podrías ser malo en la cama, que por si solo este tip podría hacer que no se olviden de ti.

Un buen aroma le aporta al menos un 50% más a tu estilo y sin esfuerzo.

Cada uno de los temas de este libro son sumables, acumulables y por supuesto cuantificables, por lo que, si haces una o 2 cosas te desmarcaras sí, pero la combinación de todas literalmente te va a hacer irresistible a donde quiera que vayas.

Lo se por experiencia propia, no soy precisamente un Brat Pitt, pero esta combinación cuantificable me ha llevado al punto ampliar extensísimamente mis posibilidades con las mujeres.

Para que te des una idea de 2 o 3 opciones a cientos, literal.

Y es una cadena, además, tomarse fotos para redes sociales se vuelve más sencillo, al igual que vestirse son actividades que se vuelven tan comunes como respirar, solo que te aportan muchos beneficios adicionales.

Una buena fragancia, una buena decisión, una buena vida.

Decía uno de mis mentores, has las cosas fáciles y tu vida será difícil, has las cosas difíciles y tu vida se volverá relativamente fácil.

Capítulo 10

Hombres de Alto Valor

Una de las leyes Universales establecidas por los antiguos hermetistas, establece que todo en el Universo es igual por dentro y por fuera.

Si usas un microscopio molecular y llegas a lo más pequeño de los átomos y acto seguido usas un telescopio y ves lo más amplio y grande del espacio verás casi la misma imagen.

A que quiero llegar, pues a que como es afuera es adentro, a que todo lo que hay en tu vida es un reflejo casi exacto de lo que tienes en tu interior.

Y si vas a tener una imagen personal tan optima es casi mi deber moral encaminarte un poco a que tu parte interna sea proporcionalmente igual.

Esto no tiene que ver en absoluto con ninguna religión, si no en tu espiritualidad como persona.

Una de las razones por las que se obtiene estatus, en particular la parte del respeto genuino y la admiración de la gente es que tarde o temprano reconocen tus acciones.

Usemos de ejemplo a Nayib Bukele, el Salvador es un país muy pequeño, y hasta no hace mucho tiempo uno de los más peligrosos del mundo.

Entonces, porque la mayoría de personas en casi toda Latinoamérica y muchas partes del mundo quisieran un presidente como él dirigiendo en el gobierno.

Pues es sencillo, los **hechos** de ese hombre no pueden ser ignorados, ha generado tanto valor para con su país, ha tenido tan buen **liderazgo** y **resultados** que es inevitable para la comunidad mundial ignorarlo.

Lo mismo pasa con Elon Musk, el verdadero estilo en un hombre no tiene nada que ver con su posición o cantidad de dinero.

Es más, un tema de hechos, de las cosas que estos hombres hacen por los demás.

Quien en su sano juicio no querría a hombres así en el mundo, hombres que cambian las cosas para bien.

Hombres que vayan a donde vayan aportan valor, a fin de cuentas, es nuestra verdadera naturaleza masculina el proveer.

Más si eres o apuntas a ser un hombre Alfa, la epitome de la especie, hay otros menos afortunados que necesitan de tus talentos, de tus capacidades, de tu dinero, de tu liderazgo, de tu masculinidad.

Imagina si yo pensará solo en mi y nunca hubiese escrito este libro, o Sócrates nunca hubiese compartido su conocimiento con el mundo.

No imagino a Nicola Tesla o a Newton pensando solo en sus conocidos más cercanos.

Espiritualmente no hay nada más gratificante que dejar una huella en todos los que te rodean.

Tú decides si quieres ser uno más o si eres de los próximos hombres en dejar una huella imborrable en la historia de la humanidad.

GRACIAS POR LEER